BEI GRIN MACHT SICH IHR WISSEN BEZAHLT

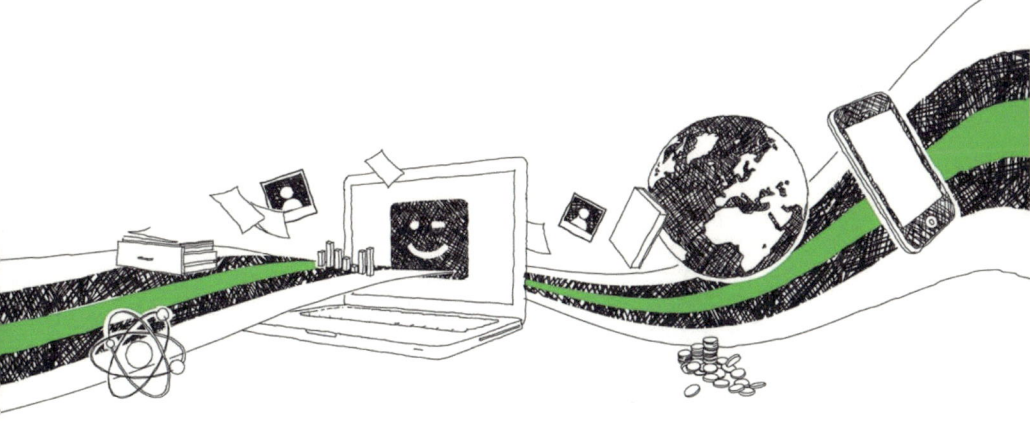

- Wir veröffentlichen Ihre Hausarbeit,
  Bachelor- und Masterarbeit

- Ihr eigenes eBook und Buch -
  weltweit in allen wichtigen Shops

- Verdienen Sie an jedem Verkauf

Jetzt bei www.GRIN.com hochladen und kostenlos publizieren

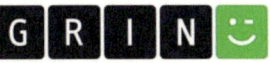

Diana Lakir

MiMi. Mit Migranten für Migranten

Das Gesundheitsprojekt

GRIN Verlag

Bibliografische Information der Deutschen Nationalbibliothek:

Die Deutsche Bibliothek verzeichnet diese Publikation in der Deutschen National-
bibliografie; detaillierte bibliografische Daten sind im Internet über http://dnb.d-
nb.de/ abrufbar.

Impressum:

Copyright © 2010 GRIN Verlag GmbH
Druck und Bindung: Books on Demand GmbH, Norderstedt Germany
ISBN: 978-3-656-54341-1

Dieses Buch bei GRIN:

http://www.grin.com/de/e-book/263862/mimi-mit-migranten-fuer-migranten

GRIN - Your knowledge has value

Der GRIN Verlag publiziert seit 1998 wissenschaftliche Arbeiten von Studenten, Hochschullehrern und anderen Akademikern als eBook und gedrucktes Buch. Die Verlagswebsite www.grin.com ist die ideale Plattform zur Veröffentlichung von Hausarbeiten, Abschlussarbeiten, wissenschaftlichen Aufsätzen, Dissertationen und Fachbüchern.

Besuchen Sie uns im Internet:

http://www.grin.com/

http://www.facebook.com/grincom

http://www.twitter.com/grin_com

Evangelische Fachhochschule RWL Bochum

Bachelor Studiengang für Soziale Arbeit

Schriftliche Hausarbeit im Handlungsfeld Gesundheitswesen

Seminar: „Interkulturelle Kompetenzen am Beispiel der Integrationsarbeit einer Kommune"

MiMi- Mit Migranten für Migranten

Das Gesundheitsprojekt

von

Diana Lakir

Bochum, den 10.01.2011

Gliederung

1. Einleitung

Die vorliegende Hausarbeit beschäftigt sich mit dem Thema Interkulturelle Gesundheitsarbeit im Hinblick auf das Gesundheitsprojekt „MiMiNRW– Mit Migranten für Migranten- Interkulturelle Gesundheit in Nordrhein Westfalen".

Heutzutage kann Migration als Grundelement menschlicher Existenz verstanden werden. Weltweit sind es ca. 3 % der Weltbevölkerung, die außerhalb ihrer Heimat leben wollen oder müssen.da dieser Trend tendenziell steigt, müssen soziale Einrichtungen sich neustrukturieren und interkulturell öffnen, um den Menschen eine Integration zu ermöglichen. Das führte dazu, dass sich in Deutschland verschiedene zielgruppenspezifische Beratungsdienste etabliert haben (Schröer 2007).Im Januar 2005 wurde von der Bundesregierung ein klarer gesetzlicher, politischer Integrationsauftrag verabschiedet, wodurch Vorschriften über das Arbeitserlaubnisrecht verbunden und die rechtlichen Grundlagen für gezielte Integrationsmaßnahmen geschaffen wurden (Schneider 2007).

Die gesundheitliche Situation von Migrantinnen und Migranten in Deutschland lässt zu wünschen übrig. Dafür gibt es verschiedene Gründe. Es ist oft so, dass Zuwanderer die Angebote des Gesundheitssystems aus Unkenntnis nicht in Anspruch nehmen, wegen sprachlicher Schwierigkeiten oder aufgrund kultureller Unterschiede. An dieser Stelle soll Abhilfe geschaffen werden.

Das Ethno–Medizinische Zentrum (EMZ) wurde 1989 in Hannover gegründet und hat das Ziel die gesundheitliche Fehlversorgung von Migranten zu vermindern. Um dieses Ziel zu verwirklichen bietet das EMZ verschiedene kultur- und sprachspezifische Konzepte und Dienste an, die mit geringem Kostenaufwand und qualitativ zu mehr Gesundheit von Migranten beitragen. Mit Projekte wie „MiMi- Mit Migranten für Migranten", „AIDS & Mobility",„MAP- Migranten Aids Projekt", „Dolmetscherservice" und „ISH- Interkulturelle Suchthilfe"des EMZ sollen Zugangsbarrieren im Sozial- und Gesundheitswesen für Migranten abgebaut werden.

Das Projekt „MiMi- Mit Migranten für Migranten"wurde im Jahr 2003 vom Ethno- Medizinischen Zentrum e.V. entwickelt, um Migrantinnen und Migranten ein besseres Verständnis über Gesundheit und die Nutzung des deutschen Gesundheitsdienstes zu ermöglichen. Die Projektförderung erfolgt durch die BKK Bundesverband GbR, die BKK

Landesverbände NORD, Bayern, Nordrhein-Westfalen, Hessen und Niedersachsen- Bremen, durch die Landesregierungen Schleswig-Holstein, Bayern, Hamburg, Nordrhein-Westfalen, Hessen und Niedersachsen sowie Janssen-Cilag GmbH. Die Schirmherrschaft hat die Beauftragte der Bundesregierung für Migration, Flüchtlinge und Integration Frau Prof. Dr. Maria Böhmer.

2. Ziel des Projekts

Ziel des MiMiGesundheitsprojekts besteht darin, die Integration von Migrantengruppen in das Gesundheitssystem der Bundesrepublik Deutschland zu fördern. Dazu sollen Potenziale der Menschen mit Migrationshintergrund im Bereich Gesundheitsförderung und Integrationgenutzt werden, um eine gleichberechtigte Inanspruchnahme von Versorgungsangeboten und Zugang zu wichtigen Gesundheitsinformationen zu ermöglichen oder zu erleichtern. Weiterhin sollen Migranten in ihrer Eigenverantwortung für Gesundheit unterstützt und gestärkt werden. Das Projekt besteht aus fünf Bausteinen.

2.1 Zertifizierte Schulungen

In der ersten Phase werden besonders gut integrierte und sozial engagierte Migrantinnen und Migranten im Rahmen einer 50 stündigen Schulung zu interkulturellen Gesundheitsmediatoren (Lotsen) ausgebildet. Meist handelt es sich um Menschen, die innerhalb ihrer Gemeinde engagiert sind und Zugang zu Ihren Landsleuten haben. Sie sind Schlüsselpersonen die sich bereits erfolgreich integriert haben, dabei aber ihre Wurzeln nicht vergessen haben. Solche Menschen können die eigenen Landsleute besser erreichen und stellen oft sogar ein Vorbild da.

Die Mediatoren werden in verschiedenen gesundheitsrelevanten Themen geschult, wie Vorsorge- und Früherkennungsuntersuchungen, Umgang mit Medikamenten, seelische Gesundheit, Unfallprävention, Familienplanung, Schwangerschaft, Erste Hilfe beim Kind, Mundgesundheit, Kindergesundheit, Gesundheit und Pflege im Alter. Auch Themen zu gesunden Lebensweisen wie Bewegung, Ernährung, Risiken des Tabak- und Alkoholkonsums und Vermeidung von Übergewicht werden vermittelt. Die Mediatoren lernen auch, wie sie selbstständig Informationsveranstaltungen für ihre Landsleute organisieren und durchführen. Im Anschluss an die Schulung bekommen sie ein Zertifikat.

2.2 Mehrsprachige Informationsveranstaltungen

Zweiter Baustein ist die Kampagnenphase, bei der die frisch geschulten Mediatoren ihr Wissen an ihre Landsleute weitergeben können. Hierzu führen die Mediatoren in ihrer jeweiligen Sprache kultursensible Informationsveranstaltungen statt. Dabei handelt es sich um Themen rund um das deutsche Gesundheitssystem und zu Maßnahmen der Gesundheitsvorsorge und Prävention. Die Veranstaltungen finden vorrangig in den Räumen der Migranten statt. Beispielsweise in Moscheen, Synagogen oder Freizeitzentren. Die Veranstaltungen dauern zwischen 2 und 3 Stunden und Themen werden je nach Informationsbedarf und Zusammensetzung der Gruppe ausgewählt. Die Unterrichtsmaterialien unter anderem Wegweiser, Leitfäden, Foliensätze, Powerpoint-Präsentationen, Evaluationsinstrumente, Aktualisierungen und Übersetzungen werden vom EMZ zur Verfügung gestellt.

2.3 Mehrsprachiger Gesundheitswegweiser

Der dritte Baustein besteht aus Informationsbroschüren, die in 15 Sprachen zur Verfügung gestellt werden. Die Broschüren enthalten Informationen über Aufbau und Angebote im Gesundheitswesen. Es werden alltägliche Fragen beantwortet bezüglich Arztbesuchen, Krankenhausaufenthalt oder einen Apothekenbesuch. Darüber hinaus wurden auch Gesundheitsleitfäden zu Schwerpunktthemen der Länder erstellt. Diese können bei allen Akteuren rund um das Gesundheitswesen als Informationsmaterial mitgenommen oder auf der Internetpräsenz des EMZ heruntergeladen oder bestellt werden.

2.4 Empowerment& Vernetzung

Der vierte Baustein besteht darin, die ausgebildeten Mediatoren miteinander zu vernetzen. Sie sollen die Möglichkeit haben sich vor Ort, landesweit und bundesweit in einem Netzwerk zu organisieren. Um die Selbstorganisation der Mediatoren zu stärken, wurde ein Online Portal für Mediatoren entwickelt, welches auch als Kontaktbörse dienen soll.

2.5 Evaluation

Fünfter und letzter Baustein ist die Evaluation aller Aktivitäten. Nach jeder Veranstaltung bekommen die Teilnehmer ein Fragebogen, den sie vor Ort ausfüllen und die Leistung und den Erfolg der Sitzung in der jeweiligen Muttersprache bewerten können. Die Medizinische Hochschule in Hannover hat die Kosten-Nutzen-Effektivität des Mediatoreneinsatzes beforscht und in Hamburg im Rahmen eines EU-Projektes die Nachhaltigkeit der

Mediatorenschulung überprüft. Auch die Weltgesundheitsorganisation (WHO) hat das MiMi Projekt zum Teil einer europaweiten casestydy gemacht.

3. Öffentlichkeitsarbeit

Die Öffentlichkeitsarbeit wird vom EMZ, dem Ministerium für Gesundheit, Emanzipation, Pflege und Alter des Landes Nordrhein-Westfalen, dem BKK Bundesverband GbR, dem BKK Landesverband Nordrhein-Westfalen und der Janssen-Cilag GmbH organisiert. Dazu zählen Internetpräsenz, Informationsbroschüren und Pressemitteilungen. Der Schwerpunkt liegt dabei auf den entsprechenden Medien der Migranten. Nach Abschluss eines Projekts findet eine eintägige Fachtagung statt, in der die Ergebnisse und der Verlauf diskutiert werden. Dazu werden Fachleute aus dem Gesundheitswesen und Mediatoren eingeladen, die ihre Modelle und Projekte interkultureller Gesundheitsförderung und Prävention vorstellen. Diese Tagungen dienen dazu, das Projekt besser vergleichen und Erfahrungen austauschenzu können. Am Ende wird ein Abschlussbericht erstellt, der allen Beteiligten und Interessierten zur Verfügung gestellt wird.

4. Standorte

MiMi ist an über 50 Standorten in 10 Bundesländern vertreten, darunter gibt es Landesprogramme in Schleswig-Holstein, Hamburg, Niedersachsen, Hessen, Nordrhein-Westfalen, und Bayern, die jeweils unterschiedliche Schwerpunktthemen haben.

Dem Gesundheitsprojekt MiMi-NRW haben sich bis heute 15 Kreise und Städte angeschlossen. Derzeit zählen zu den MiMi-Standorte in Nordrhein-Westfalen:

- Bielefeld
- Bochum
- Duisburg
- Kreis Düren
- Düsseldorf
- Ennepe-Ruhr-Kreis/ Hagen
- Essen
- Gelsenkirchen
- Kreis Gütersloh
- Hamm
- Köln
- Leverkusen
- Kreis Mettmann
- Münster
- Rhein-Sieg-Kreis

In den vergangenen drei Jahren wurden über 350 Menschen mit Migrationshintergrund zu Gesundheitsmediatoren ausgebildet. Sie informierten mehr als 20.000 Personen und ihre Familienangehörigen zu diversen gesundheitsbezogenen Themen und zum deutschen Gesundheitssystem. Der größte Teil der Teilnehmer sind Frauen zwischen 20 und 49 Jahren. Die meisten haben Familie mit zwei oder drei Kindern. Sie sprechen überwiegend schlecht Deutsch und haben ein niedriges bis mittleres Bildungsniveau.

5. Fazit

Innerhalb des Erstellens dieser Arbeit habe ich feststellen können, dass die Strukturen hinsichtlich der sozialen Lage als auch im Hinblick auf Gesundheit und Fragen der gesundheitlichen Versorgung nicht immer den Bedürfnissen der Migranten und Migrantinnen entsprechen. Diese sind unter verschiedenen Aspekten im Vergleich zur deutschen Bevölkerung deutlich ungünstiger. Dabei handelt es sich nicht allein um das Sprachproblem, sondern vor allem um fehlende Informationen über das Gesundheitssystem und seine Angebote. Um die Folge der sprachlichen Barriere zu überwinden, ist die Einbindung der Migranten in das System der gesundheitlichen Versorgung ein wichtiger Schritt. Diese Chancen, die Menschen mit Zuwanderungsgeschichte bieten können, gilt es daher zu nutzen. Parallel ist es jedoch notwendig, interkulturelle Inhalte in die gesundheitsbezogenen Ausbildungsgänge aufzunehmen sowie eine entsprechende Fort- und Weiterbildung des Gesundheitspersonals zu initiieren. Genau aus diesen Gründen sind Projekte, wie „MiMi- Mit Migranten für Migranten" so wichtig.

Literaturverzeichnis

Salman,R.; Kimil, A.; Starikow, K. (2010): Das Gesundheitsprojekt Mit Migranten für Migranten-Interkulturelle Gesundheitslotsen und Mediatoren in Nordrhein Westfalen 2008-2010. In: Zwischenbericht über den Projektverlauf im Zeitraum Januar 2008 und Dezember 2009 des Ethno-Medizinischen Zentrum e.v., Stand: Juni 2010

Schröer, Hubertus (2007): Interkulturelle Öffnung.Berlin: Workshop des Gesprächkreises Migration und Integration der Friedrich-Ebert-Stiftung zum Thema „Chancengleichheit in Betrieben und Verwaltungen – Empirische Befunde und strategische Optionen. [Format: PDF, 23.04.2007, Adresse: http://www.fes.de/wiso/pdf/integration/2007/14_Schroer_230407.pdf]

Schneider, Jan (2007): Rückblick: Zuwanderungsgesetz 2005. Bonn: BPB, 2007 [Format: PDF, Zeit: 15.05.2007, Adresse:

http://www1.bpb.de/themen/TLG91N,2,0,R%FCckblick%3A_Zuwanderungsgesetz_2005.html#art2]

Das Gesundheitsprojekt MiMi (2008): Das Projekt. Hannover: Ethno-Medizinisches Zentrum e.v., 2006 [http://www.bkk-bv-gesundheit.de/bkk-promig/4.0.html]

Ethno-Medizinisches Zentrum e.V. (2009): MiMi- Mit Migranten für Migranten. http://www.ethno-medizinisches-zentrum.de/index.php?option=com_content&view=article&id=28&Itemid=34

Ministerium für Arbeit, Gesundheit und Soziales, BKK Landesverband NRW, BKK Bundesverband, JanssenCilag GmbH und Ethno-Medizinisches Zentrum e.V. (2009): Gesunde Integration von Zugewanderten – Das Projekt „Mit Migranten für Migranten – Interkulturelle Gesundheit in Nordrhein-Westfalen" (MiMi-NRW) zieht eine Zwischen-bilanz.http://www.nrw.de/presse/gesunde-integration-von-zugewanderten-7758/ Aktualisierungsdatum: 09.02.2011

Reißlandt, Carolin (2005): Migration und Integration in Deutschland - eine Einführung. http://www.bpb.de/themen/T0P083,0,Migration_und_Integration_in_Deutschland_eine_Einf%FChrung.html